中医经络指疗百科宝典

指疗妇女乐

宗绍峰 著

云南出版集团
云南科技出版社
·昆明·

图书在版编目（CIP）数据

一针见穴：中医经络指疗百科宝典．指疗妇女乐／宗绍峰著．-- 昆明：云南科技出版社，2021.4（2023.6 重印）
ISBN 978-7-5587-3344-4

Ⅰ．①一… Ⅱ．①宗… Ⅲ．①穴位疗法 Ⅳ．①R245.9

中国版本图书馆 CIP 数据核字 (2021) 第 009189 号

一针见穴：中医经络指疗百科宝典．指疗妇女乐
YIZHEN JIANXUE ZHONGYI JINGLUO ZHILIAO BAIKE BAODIAN ZHILIAO FUNÜ LE
宗绍峰 著

出 品 人：杨旭恒
总 策 划：杨旭恒
策　　划：高 亢 刘 康 李 非
责任编辑：王建明 洪丽春 蒋朋美 苏丽月 曾 芫
助理编辑：张 朝
责任校对：张舒园
责任印制：蒋丽芬

书　　号：ISBN 978-7-5587-3344-4
印　　刷：云南金伦云印实业股份有限公司
开　　本：787mm × 1092mm 1/64
印　　张：1
字　　数：51 千字
版　　次：2021 年 4 月第 1 版
印　　次：2023 年 6 月第 2 次印刷
定　　价：20.00 元

出版发行：云南出版集团 云南科技出版社
地　　址：昆明市环城西路 609 号
电　　话：0871-64190889

序

华夏儿女被称为“炎黄子孙”是因为我们有共同的伟大祖先——炎帝和黄帝。炎帝号称“神农氏”，黄帝号称“轩辕氏”。

炎黄祖先留给后代子孙的不是良田万顷，不是金银珠宝，不是世袭爵禄，也不是红砖碧瓦，而是两本医书。

炎帝留给我们的是《神农本草经》，黄帝留给我们的是《黄帝内经》。一本讲药，一本讲医。

从人体经络的层面说来说，人类的所有“病”都是人体经络堵塞而导致的。

“千般疢难，不越三条：一者，经络受邪，入藏府，为内所因也；二者，四肢九窍，血脉相传，壅塞不通，为外皮肤所中也；三者，房室、金刃、虫兽所伤。以此详之，病由都尽。”（《金

匮要略》）

古中医是华夏祖先在古代朴素唯物论的辩证法思想引导下，通过长期对天地自然的观察、感受和体会，通过数千年的医疗实践，逐步形成的博大精深的医学理论体系。

古中医体系以阴阳、五行作为理论基础，通过对太阳系木、火、土、金、水五大行星的观察，发现了地球上一年“五季”（春、夏、长夏、秋、冬）与人体肝、心、脾、肺、肾五脏相互依存、相互制约的辩证关系。发现维持人体新陈代谢的气血运行通道是经脉、络脉系统。通过“望、闻、问、切”四诊合参的方法，探求病因、病性、病位，分析病机及人体内五脏六腑、经络关节、气血津液的变化，判断邪正消长，进而得出病名，归纳出证型，以辨证论治原则，发明了“砭、针、灸、药、导引、按跷”六种古中医疗法，以及打坐、吐纳、气功、食疗等多种治疗手段，使人体达到阴阳平衡、五行调和而恢复健康。

古中医的核心是阴阳，灵魂是五行，命脉是经络，方法是“望、闻、问、切”，技法是“砭、针、灸、药、导引、按跷”，精华是“大道至简”。

经络是经脉和络脉的总称，是运行全身气血、联络脏腑形体官窍、沟通上下内外、感应传导信息的通路系统，是人体结构的重要组成部分。

“人始生，先成精，精成而脑髓生，骨为干，脉为营，筋为刚，肉为墙，皮肤坚而毛发长，谷入于胃，脉道以通，血气乃行。”

“经脉者，所以能决死生、处百病、调虚实，不可不通。”（《灵枢》）

“谚云：‘学医不知经络，开口动手便错。’盖经络不明，无以识病证之根源，究阴阳之传变。如：伤寒三阴三阳，皆有部署，百病十二经脉可定死生。既讲明其经络，然后用药径达其处，方能奏效。昔人望而知病者，不过熟其经络故

也。”（《扁鹊心书》）

“经”的原意是“纵丝”，有“路径”的意思，是经络系统中的主要路径，存在于机体内部，贯穿上下，沟通内外；“络”的原意是“网络”，是主路分出的辅路，存在于机体的表面，纵横交错，遍布全身。

《灵枢·脉度》记载：“经脉为里，支而横者为络，络之别者为孙。”

将脉按大小、深浅的差异分别称为“经脉”“络脉”和“孙脉”。

经脉和络脉相当于地球上的经纬度线，由此区分、定位纵向和横向的区域与部位。

经络的主要内容有：十二经脉、十二经别、十五络脉、十二经筋、十二皮部、奇经八脉等。其中，属于经脉方面的，以十二经脉为主；属于络脉方面的，以十五络脉为主。它们纵横交贯，遍布全身，将人体内外、脏腑、肢节联系成为一个有机的整体。

经络是细胞群、体液、组织液之间交换能量的通道，并且形成低电阻、神经信息和生物电信号的网络丛群。

经络是身体运行气血、联系脏腑和体表及全身各部的通道，是人体功能的调控系统。

在古中医典籍中，古人对穴位的认识从“节”“会”“气穴”“气府”到“骨空”“孔穴”“穴道”“腧穴”“输穴”“俞穴”，无论什么名称，核心都是发现人体经络上的这些点位，调节或控制着身体气血运行的大小、方向、速度。通过刺激这些穴位、点位，可以调整或改变身体的吸收、代谢、寒热、气血量等，进而帮助人体脏腑重回正常状态，恢复健康。

为区别于银针，手指在现代被中医称为“指针”，点穴疗法简称“指疗”。

人体的十四条经络上有720个穴位，加上经外奇穴、阿是穴，超过上千个穴位。这些穴位可以祛寒除湿、舒筋活血、消炎止痛、滋阴壮阳、健脾和胃、宣肺理气、化痰止咳、疏肝利胆、清热解毒、润燥消渴、利尿消肿、润肠通便等。这些宝贵的“药材”绿色环保、便捷实惠、无副作用，取之不尽，用之不竭。点不准舒筋活血，松松筋骨；点准了立竿见影，手到病除。

“邪风之至，疾如风雨，故善治者治皮毛，其次治肌肤，其次治筋脉，其次治六腑，其次治五脏。治五脏者，半死半生也。”（《素问·阴阳应象大论》）

面对炎黄祖先留给我们的国粹瑰宝，后代子孙怎能把无价珍宝弃之如敝屣，背着一身与上千种珍贵药材同疗效的穴位不用，而去寻医问药？

当我们或亲朋好友遇到疾病的困惑或折磨时，何不伸出手指，取出唾手可得的穴位良药，点按穴位，驱病祛疾，一针见穴，健康人生！

“士为知己者死，女为悦己者容。”

“楚王好细腰，宫中多饿死。”(《墨子》)

白居易：“樱桃樊素口，杨柳小蛮腰。”

古代女子爱美是以同时代男性的审美观念为标准的，也会随时代变迁而变化。

“环肥燕瘦”表达了不同时代的审美观，让后人误以为汉代喜瘦，唐朝爱肥。然而实际上唐朝仍然是以瘦为美，从唐代《仕女图》就可以看出当时的女性不过是丰腴雍容而已。

上下五千年，从古至今，中华民族女性基本都是以瘦为美！

中国的传统观念一直以来都是“男

主外，女主内”。女人要温柔贤惠，善良可人。主内的女人要瘦一点，温柔秀气一点。

现代生活条件有了极大改善，食物营养丰富，肥甘厚味，烟酒鱼肉，现代人摄入过多的营养；现代交通的发达让人缺乏基本的步行、运动，导致肥胖的人变多，使得越来越多的人患上三高。

变瘦成了女性追求的最大目标，减肥就意味着健康。女性即使不胖，也因为担心以后变胖而热衷于减肥。

女性肥胖的罪魁祸首是湿气重和体温低，代谢功能下降导致水湿滞留体内，堆积在腰腹、臀部或大腿；体温低导致多余的脂肪没法溶解吸收代谢出体外，堆积在体内，从而导致肥胖。

除了肥胖，妇科病也是影响现代妇女健康和美丽的罪魁祸首。

妇科病主要包括四大类：

第一类是炎症性的疾病，如阴道炎、宫颈炎等。

第二类是与妊娠相关的疾病，如宫外孕、先兆流产等。

第三类是内分泌紊乱导致的疾病，如月经失调等。

第四类是肿瘤性疾病，如子宫肌瘤、宫颈癌等。

无论是妇科疾病、长斑、长痘，还是肥胖、皱纹，都是五脏六腑功能异常、新陈代谢不畅造成的。

从人体经络的层面来说，所有的“病”都是因为经络不通所致。因此，疏通经络是治疗妇科疾病和美容美体的重要措施。

其中最快捷神速的方法就是：点穴指疗。疏经通络，窈窕驻颜，美丽人生！

中医经络指疗百科宝典

目录

痛经

痛经指行经前后或月经期出现下腹部疼痛、坠胀，伴有腰酸或其他不适。痛经分为原发性痛经和继发性痛经两类，原发性痛经指生殖器官无器质性病变的痛经；继发性痛经指由盆腔器质性疾病，如子宫内膜异位、子宫肌瘤等引起的痛经。

疼痛多自月经来潮后开始，最早出现在经前12小时，以行经第1日疼痛最剧烈，持续2～3日后缓解。疼痛常呈痉挛性。一般不伴有腹肌紧张或反跳痛；可能伴有恶心、呕吐、腹泻、头晕、乏力等症状，严重时面色发白、出冷汗；妇科检查无异常发现。

中医经络学认为痛经大多是宫寒所致，温补肾阳、疏通经络是治疗的关键。

指疗穴位处方： 承山穴 三阴交穴 合谷穴

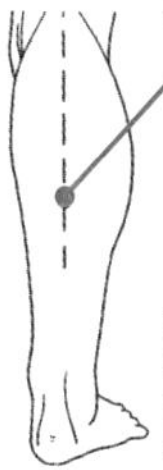

承山穴：穴位位于人体的小腿后面正中，当伸直小腿或足跟上提时，小腿肚包下出现的尖角凹陷处即是；也可用食指斜按住小腿向上推，至小腿肚腹隆起时有一折凹处，按压有酸痛感便是。

穴位穴性 属于膀胱经，五行属水。

穴位功效 该穴有运化水湿、固化脾土的功效。承山穴为身体除湿大穴，祛除湿气即可承担起人体这座“大山”。

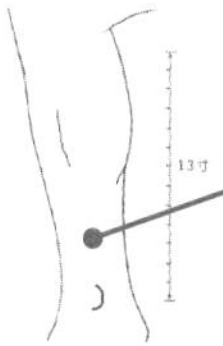

三阴交穴：穴位位于内踝尖直上3寸（四横指），按压有一骨头为胫骨，胫骨后缘靠近骨边凹陷处。

穴位穴性 属于脾经，五行属火。

穴位功效 该穴有健脾理血、益肾平肝的功效。

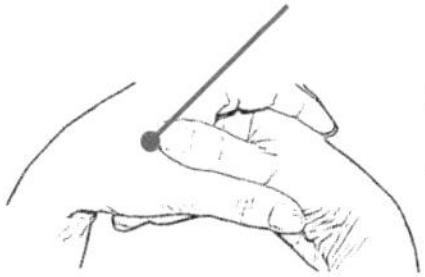

合谷穴：穴位位于手背拇指、食指合拢肌肉最高点直下至食指掌骨处。或以一手的拇指指骨关节横纹，放在另一手拇指、食指之间的指蹼缘上，拇指尖偏向食指处。

穴位穴性 属于大肠经，五行属金。

穴位功效 该穴有镇静止痛、通经活络、清热解表的功效。

月经不调

月经不调也称月经失调，表现为月经周期或出血量的异常，可伴月经前、经期时的腹痛及全身症状。病因可能是功能失常或器质性病变。

造成月经不调的原因有：

情绪异常，如长期的精神压抑、精神紧张或遭受重大精神刺激和心理创伤。

经期受寒冷刺激，会使盆腔内的血管过分收缩，可引起月经过少甚至闭经。

节食，少女的脂肪至少占体重的17%，方可发生月经初潮，体内脂肪至少达到体重的22%，才能维持正常的月经周期。节食导致机体能量摄入不足，造成体内大量脂肪和蛋白质被消耗，致使雌激素合成障碍而明显缺乏，影响月经来潮，甚至经量稀少或闭经。

烟酒会干扰与月经有关的生理过程，引起月经失调，吸烟喝酒的妇女月经失调的概率是不吸烟喝酒妇女的3倍。

中医经络学认为寒湿是造成月经不调的主要原因，疏经通络、祛寒除湿是治疗月经不调的有效手段。

指疗穴位处方：太冲穴　三阴交穴　交信穴

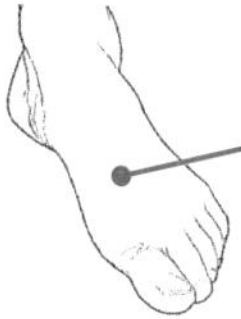

太冲穴： 穴位位于大脚趾和二脚趾骨向上交叉处。

穴位穴性 属于肝经，五行属土。

穴位功效 该穴有平肝息风、清热利湿、通络止痛的功效。

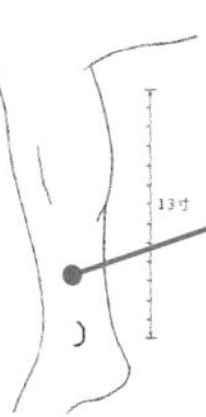

三阴交穴： 穴位位于内踝尖直上3寸（四横指），按压有一骨头为胫骨，胫骨后缘靠近骨边凹陷处。

穴位穴性 属于脾经，五行属火。

穴位功效 该穴有健脾理血、益肾平肝的功效。

交信穴： 穴位位于小腿内侧凹陷处直上2寸（两拇指横指），胫骨内侧缘的后方。

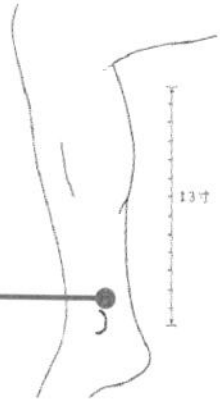

穴位穴性 属于肾经，五行属金。

穴位功效 该穴有益肾调经、调理二便的功效。

经量过多

连续数个月经周期中出血量多，但月经间隔时间及出血时间皆规则，无经间出血、性交后出血或经血的突然增加。

月经过多的原因有内分泌功能失调、卵巢功能问题、器质病变或药物等。

中医认为月经不调的病因是血寒、血热、气滞、气虚、血瘀、血虚、肾虚等，中医经络学则把月经不调归结为足三阴、三阳经络堵塞或不畅通所致。

指疗穴位处方： 合阳穴 地机穴 然谷穴

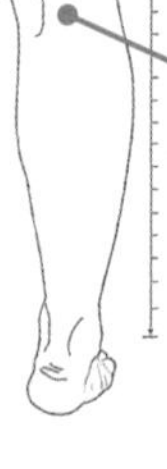

合阳穴： 穴位位于小腿后面，膝横纹中点直下 2 寸处。

穴位穴性 属于膀胱经，五行属火。

穴位功效 该穴有舒筋通络、调经止带、强健腰膝的功效。

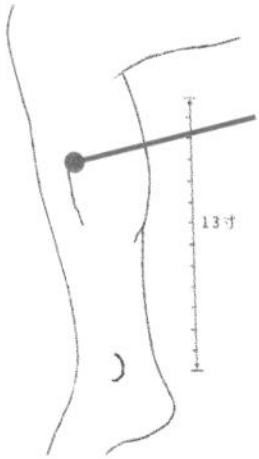

地机穴：穴位位于小腿内侧，膝横纹内侧缘下 4 寸（四横指加一拇指横指）。

穴位穴性 属于脾经，五行属金。

穴位功效 该穴有健脾渗湿、调经止带的功效。

然谷穴：穴位位于内踝骨前下方，见一高骨即足舟骨，在骨隆起下方凹陷中。

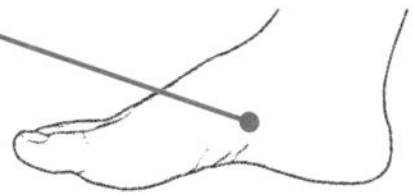

穴位穴性 属于肾经，五行属火。

穴位功效 该穴有升清降浊、平衡水火的功效。

经量过少

月经周期基本正常，经量明显减少，或经期缩短不足两天，经量亦少者，均称为『月经过少』。月经过少常伴体重增加。该病发生于青春期和育龄期者可发展为闭经，发生于更年期者则往往进入绝经。

经量过少多因血虚、气滞、血瘀、寒凝血脉、痰阻等原因所致。病因病理有虚有实，虚者多因身体虚弱，大病、久病、失血或饮食劳倦伤脾，或房劳伤肾，而使血海亏虚，经量减少；实者多由瘀血内停，或痰湿壅滞，经脉阻滞，血行不畅，经血减少。减肥节食、作息无度、内分泌失调、心理抑郁、卵巢功能衰退和胸部的病变等也会造成经量过少。

遇到月经量少的情况，不可轻视，也不用着急，点按穴位疏肝理气，打通经脉，就可以达到整体调经的目的。

指疗穴位处方： 承山穴 蠡沟穴 合谷穴

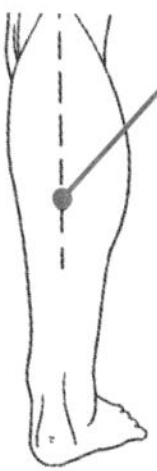

承山穴： 穴位位于人体的小腿后面正中，当伸直小腿或足跟上提时，小腿肚包下出现的尖角凹陷处即是；也可用食指斜按住小腿向上推，至小腿肚腹隆起时有一折凹处，按压有酸痛感便是。

穴位穴性 属于膀胱经，五行属水。

穴位功效 该穴有运化水湿、固化脾土的功效。承山穴为身体除湿大穴，祛除湿气即可承担起人体这座“大山”。

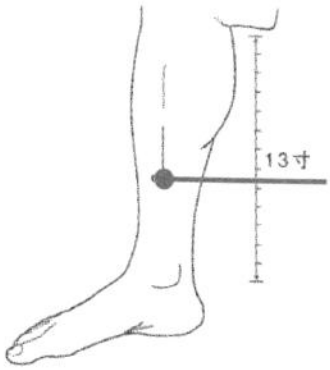

蠡沟穴： 穴位位于小腿内侧，足内踝尖上5寸，胫骨（俗称穷骨头）骨面的中央。

穴位穴性 属于肝经，五行属木。

穴位功效 该穴有舒肝理气、调经止带的功效。

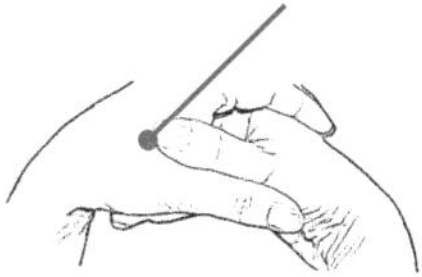

合谷穴： 穴位位于手背拇指、食指合拢肌肉最高点直下至食指掌骨处。或以一手的拇指指骨关节横纹，放在另一手拇指、食指之间的指蹼缘上，拇指尖偏向食指处。

穴位穴性 属于大肠经，五行属金。

穴位功效 该穴有镇静止痛、通经活络、清热解表的功效。

白带多

白带是女性阴道的正常分泌物。白带过多是指阴道分泌物增加。在正常情况下，白带应为无臭味，无色透明，像蛋清样。白带增多的患者中，有些是生理性白带增多，或是正常宫颈落液，或正常脱落的阴道上皮细胞，因此应分清究竟是生理性白带，还是病理性白带。如果白带增多的同时，颜色及性质发生变化，甚至有很浓的臭味，则应立即去医院检查治疗。

白带增多应保持外阴清洁。为了防止交叉感染，必须准备专用的水盆及浴巾，以清洗外阴。勤换内衣、内裤，洗净的衣裤不要放在阴暗角落晾干，应放在太阳底下曝晒。大便后，要从前面向后面揩拭，避免将肛门周围的残留大便或脏物带入阴道内。加强营养，多吃富含蛋白质、维生素、矿物质的食物，如瘦肉、蛋类、蔬菜、水果等，增强体质。

中医经络学认为疏通经络、改善气血状况是治疗白带增多的有效方法。

指疗穴位处方： 跗阳穴 三阴交穴 蠡沟穴

跗阳穴：穴位位于小腿外踝后凹陷处直上3寸。

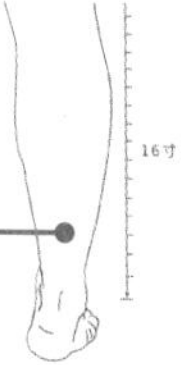

穴位穴性 属于膀胱经，五行属土。

穴位功效 该穴有退热散风、舒筋活络的功效。

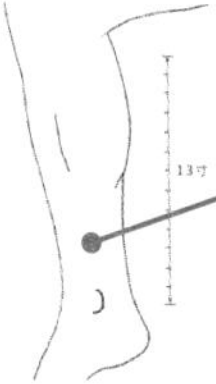

三阴交穴：穴位位于内踝尖直上3寸（四横指），按压有一骨头为胫骨，胫骨后缘靠近骨边凹陷处。

穴位穴性 属于脾经，五行属火。

穴位功效 该穴有健脾理血、益肾平肝的功效。

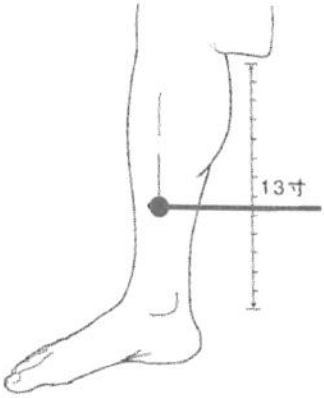

蠡沟穴：穴位位于小腿内侧，足内踝尖上5寸，胫骨（俗称穷骨头）骨面的中央。

穴位穴性 属于肝经，五行属木。

穴位功效 该穴有舒肝理气、调经止带的功效。

乳房胀痛

乳房胀痛可见于生理及病理，生理性乳房胀痛有青春期胀痛、经前胀痛、性生活后乳房胀痛、孕期胀痛、产后和人工流产后胀痛，但大多数的生理性乳房胀痛与情绪紧张相关。如果乳房胀痛持续不缓解，甚至越发严重，或者触摸乳房时，发现有形态不规则、边缘不清、活动度差的肿块时，则可能是病理性的，如乳腺炎、乳腺增生、乳腺肿瘤等，应及早去医院检查诊治。

中医经络学认为肝气郁结、情绪不舒是乳腺疾病的根本原因，疏通肝胆经络，改善脏腑功能，平衡新陈代谢是恢复乳房健康的不二法门。

指疗穴位处方： 太冲穴 陷谷穴 地五会穴

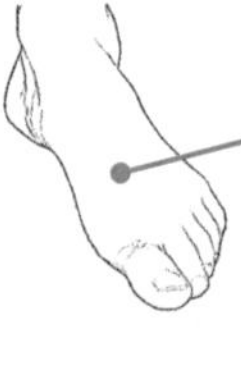

太冲穴： 穴位位于大脚趾和二脚趾骨向上交叉处。

穴位穴性 属于肝经，五行属土。

穴位功效 该穴有平肝息风、清热利湿、通络止痛的功效。

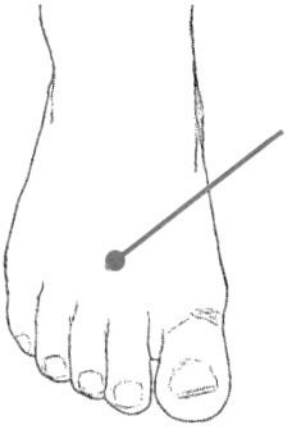

陷谷穴： 穴位位于正坐垂足或仰卧位，在第二、三脚趾交叉点往上1厘米处凹陷中。

穴位穴性 属于胃经，五行属木。

穴位功效 该穴有清热解表、和胃行水、理气止痛的功效。

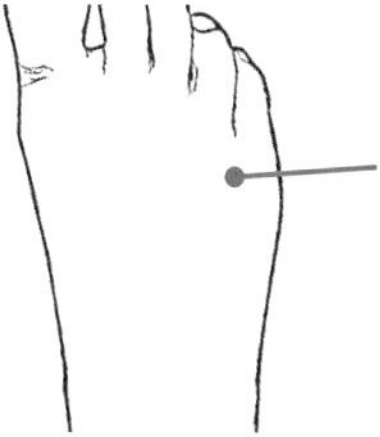

地五会穴： 穴位位于足背外侧，第四、五趾交叉点上面1厘米处。

穴位穴性 属于胆经，五行属木。

穴位功效 该穴有散风清热、舒肝消肿、通经活络的功效。

子宫肌瘤

子宫肌瘤又称为纤维肌瘤、子宫纤维瘤，是女性生殖器官中最常见的一种良性肿瘤。

多数患者无症状，仅在盆腔检查或超声检查时偶被发现。临床上常见的症状有：子宫出血、疼痛、白带增多、贫血、腹部包块、不孕、流产等。

中医归为症瘕，属于气血失调、气滞血瘀导致的疾病。

中医经络学认为产生子宫肌瘤的根本原因是宫寒所致，因此需要疏通肝、脾、肾经脉，益阳补肾是治疗之本。

指疗穴位处方：承山穴 大敦穴 申脉穴

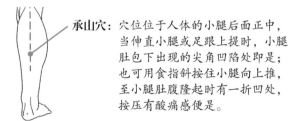

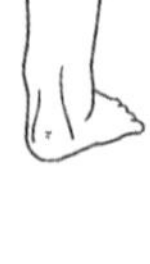

承山穴：穴位位于人体的小腿后面正中，当伸直小腿或足跟上提时，小腿肚包下出现的尖角凹陷处即是；也可用食指斜按住小腿向上推，至小腿肚腹隆起时有一折凹处，按压有酸痛感便是。

穴位穴性 属于膀胱经，五行属水。

穴位功效 该穴有运化水湿、固化脾土的功效。承山穴为身体除湿大穴，祛除湿气即可承担起人体这座“大山”。

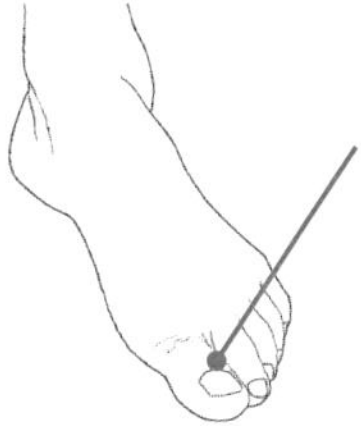
大敦穴：穴位位于足大趾指甲根右侧边缘外侧2毫米处。

穴位穴性 属于肝经，五行属木。

穴位功效 该穴有调理肝肾、熄风开窍、安神定痫、理气活血的功效。

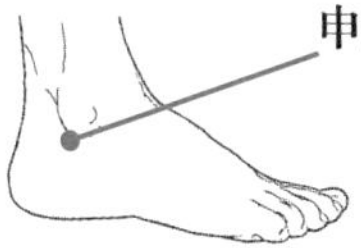
申脉穴：穴位位于足外侧，脚外踝中央下端1厘米凹陷处。

穴位穴性 属于膀胱经，五行属木。

穴位功效 该穴有补阳益气、疏导水湿的功效。

腹胀

腹胀是一种常见的消化系统症状，而非疾病。可以是主观上感觉腹部的一部分或全腹部胀满，通常伴有相关的症状，如呕吐、腹泻、嗳气等；也可以是客观上的检查所见，如发现腹部一部分或全腹部膨隆。引起腹胀的原因主要见于胃肠道胀气、腹腔内液体积聚过多、食物或药物代谢过程中产生过多气体、疾病引起的胸腹腔积液、各种原因所致的腹水、腹腔肿瘤等。

腹胀的严重程度不同，有从很轻微到严重和不舒服的感觉。昼夜节律的变更是腹胀的共同特征。大多数患者均有在日常活动期间腹胀进行性地发展和在夜间休息后倾向减轻或消失的症状。伴有腹胀的疾病有便秘、腹泻、肠易激综合征、消化不良、进食障碍疾病和肥胖症、肠胃气胀、器质性疾病（包括某些恶性肿瘤）等。

中医认为肠胃功能损伤是腹胀的主要原因，寒邪入体、湿热蕴结、脾胃损伤和情志因素等都会导致腹胀。中医经络学则把疏通肝、胆、脾、胃经络，健脾除湿、理气和胃作为治疗腹胀的首选疗法。

指疗穴位处方： 陷谷穴 漏谷穴 合谷穴

陷谷穴： 穴位位于正坐垂足或仰卧位时，在第二、三脚趾交叉点往上1厘米处凹陷中。

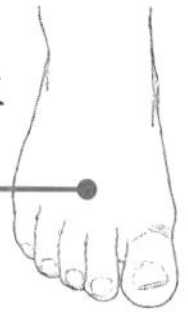

穴位穴性 属于胃经，五行属木。

穴位功效 该穴有清热解表、和胃行水，理气止痛的功效。

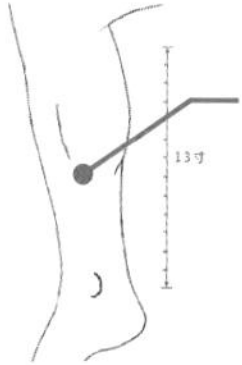

漏谷穴： 穴位位于内踝尖上6寸，胫骨（俗称穷骨头）内侧缘后方。

穴位穴性 属于脾经，五行属土。

穴位功效 该穴有沉降脾经阴浊的功效。

合谷穴： 穴位位于手背拇指、食指合拢肌肉最高点直下至食指掌骨处。或以一手的拇指指骨关节横纹，放在另一手拇指、食指之间的指蹼缘上，拇指尖偏向食指处。

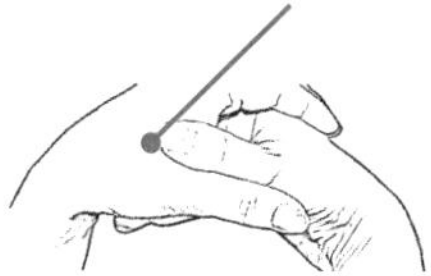

穴位穴性 属于大肠经，五行属金。

穴位功效 该穴有镇静止痛、通经活络、清热解表的功效。

疲劳乏力

全身乏力可以是生理性的，如过度劳累。乏力是自我感受，有一定的主观性，主要是靠与平时的日常活动相比得出的，如平时可以上三层楼，现在上一层楼即感气喘，不愿站立、双腿发软、懒动等。也可以是病理性的，如肝病的早期症状；也可以是肿瘤或其他一些疾病的预警信号。睡眠不足、熬夜、饮食太淡、感冒、发烧、贫血、腹泻、糖尿病、神经衰弱、安眠药物、内分泌失调等都可能造成生理或病理性的疲劳乏力。

中医经络学认为疲劳乏力的首要原因是身体湿气重，水湿滞留体内增加体重，增加五脏六腑的负担，导致全身乏力、困倦。点按穴位，疏通膀胱经、脾经、大肠经是祛除湿邪的宝贵经验。

指疗穴位处方： 承山穴 阴陵泉穴 曲池穴

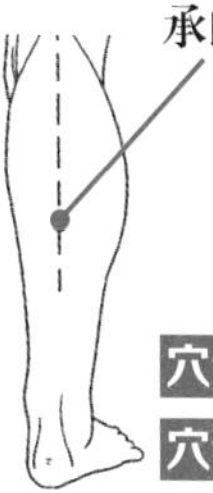

承山穴： 穴位位于人体的小腿后面正中，当伸直小腿或足跟上提时，小腿肚包下出现的尖角凹陷处即是；也可用食指斜按住小腿向上推，至小腿肚腹隆起时有一折凹处，按压有酸痛感便是。

穴位穴性 属于膀胱经，五行属水。

穴位功效 该穴有运化水湿、固化脾土的功效。承山穴为身体除湿大穴，祛除湿气即可承担起人体这座“大山”。

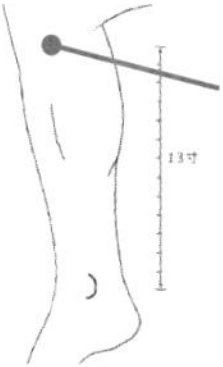

阴陵泉穴： 穴位位于小腿内侧，用拇指沿小腿内骨边缘由下往上推至拇指抵膝关节弯曲处时有一凹陷，即为本穴。

穴位穴性 属于脾经，五行属水。

穴位功效 该穴有健脾理气、益肾调经、排渗脾湿的功效。

曲池穴： 穴位位于手前臂，肘横纹终点与肘尖连线中点处。

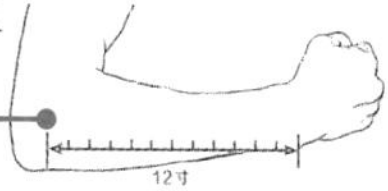

穴位穴性 属于大肠经，五行属土。

穴位功效 该穴有清胃调肠、疏风清热、通络安神的功效。

尿频尿急

尿频与尿急在西医诊断学里是两个不同的概念。尿频尿急指由于多种原因引起的小便次数增多，但无疼痛，又称小便频数。尿频的原因较多，包括神经精神因素，病后体虚、寄生虫病等。对尿频患者须排除尿路感染、外阴或阴茎局部炎症等。

尿频分为生理性尿频、精神性尿频，肾功能异常、内分泌失调、肌肉萎缩、心血管疾病等都可能造成尿频尿急。

尿频尿急还会引发前列腺增生、尿道炎、排尿困难、泌尿系统感染、前列腺炎等。

中医认为尿频尿急是由湿热下注、脾气虚弱、肾气不足、膀胱气化不力所致。中医经络学把点按穴位、疏通经络的治疗重点放在利尿除湿、活血补肾上面。

指疗穴位处方： 承山穴 太冲穴 足三里穴

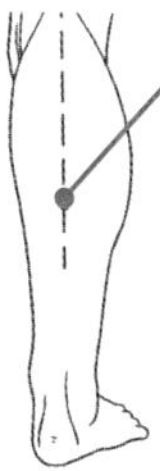

承山穴：穴位位于人体的小腿后面正中，当伸直小腿或足跟上提时，小腿肚包下出现的尖角凹陷处即是；也可用食指斜按住小腿向上推，至小腿肚腹隆起时有一折凹处，按压有酸痛感便是。

穴位穴性 属于膀胱经、五行属水。

穴位功效 该穴有运化水湿、固化脾土的功效。承山穴为身体除湿大穴，祛除湿气即可承担起人体这座“大山”。

太冲穴：穴位位于大脚趾和二脚趾骨向上交叉处。

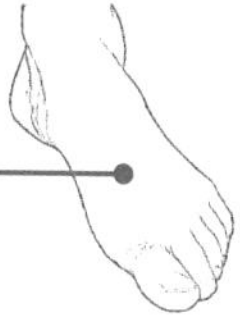

穴位穴性 属于肝经，五行属土。

穴位功效 该穴有平肝熄风、清热利湿、通络止痛的功效。

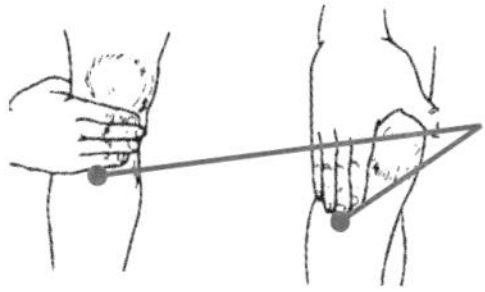

足三里穴：穴位位于小腿外侧，膝眼（犊鼻）下3寸。

穴位穴性 属于胃经，五行属土。

穴位功效 该穴有燥化脾湿、生发胃气的功效。

忧伤

忧伤是人的一种心理感受，是一种不快乐、不高兴的表现，忧伤会让人产生烦躁和不安的情绪，也是加速衰老的催化剂和强化剂。

忧伤是一种情绪，长期处于这种情绪状态会使身体受损，可用分散注意力的方法减轻痛苦，让自己心情平静。放松自己最好选择一些曲调优美轻快的音乐，避免听悲伤的歌曲。

『抑郁症』和『忧伤』的主要区别：一是持续时间的长短和其表现的连续性。相对悲伤来说，抑郁症的持续时间会更长，而且持续地影响心情。二是两者对生活、工作、社交的影响程度也不相同。患有抑郁症的人通常连续几天甚至更长时间不能入眠，甚至即使服用助眠药物也难以入睡，而且睡眠轻、易醒，对声音的敏感度高于往常。

忧伤脾悲伤肺，中医经络学认为忧伤是脾肾两虚造成的，须疏肝利胆、健脾补肾才能够缓解。

指疗穴位处方： 曲泉穴 筑宾穴 阳交穴

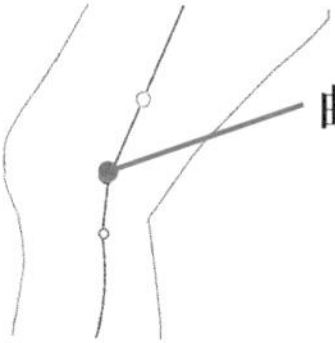

曲泉穴： 穴位位于膝内侧横纹头上方3厘米，半腱肌、半膜肌之间的前缘凹陷处。

穴位穴性 属于肝经，五行属水。

穴位功效 该穴有疏肝理气、调经止带的功效。

筑宾穴： 穴位位于小腿内侧，内踝尖后凹陷处上5寸。

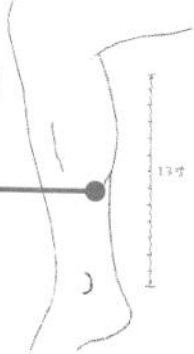

穴位穴性 属于肾经，五行属水。

穴位功效 该穴有益肾宁心、理气止痛、清热利湿、化痰安神的功效。

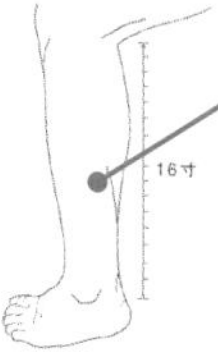

阳交穴： 穴位位于小腿外侧，外踝尖上7寸（两个横排四指加一拇指横指），腓骨后缘。

穴位穴性 属于胆经，五行属木。

穴位功效 该穴有疏肝利胆、通络宁神、理气降浊的功效。

敏感

敏感指神经过敏、疑神疑鬼的消极心态。具有多疑心态的人往往带着固有的成见，通过『想象』把生活中发生的无关事件凑合在一起，或者无中生有地制造出某些事件来证实自己的成见，于是就把别人无意的行为表现，误解为对自己怀有敌意，没有足够根据就怀疑别人对自己进行欺骗、伤害、暗算、要弄阴谋诡计，甚至把别人的善意曲解为恶意，以致与人产生隔阂，在人际交往中自筑鸿沟，严重时还有可能反目成仇。

中医经络学认为敏感的原因是心阳不足、肾气虚弱，可以通过疏通相应经络给予缓解治疗。

指疗穴位处方： 飞扬穴 冲阳穴 郄门穴

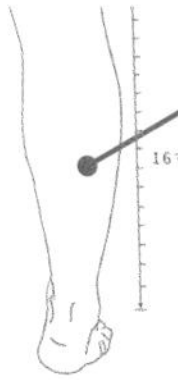

飞扬穴： 穴位位于小腿后面，外踝后凹陷处直上 7 寸。

穴位穴性 属于膀胱经，五行属金。

穴位功效 该穴有清热安神、舒筋活络的功效。

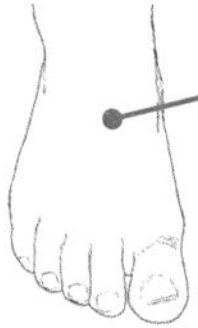

冲阳穴： 穴位位于足背最高点，足背动脉搏动处。

穴位穴性 属于胃经，五行属金。

穴位功效 该穴有和胃化痰、通络宁神的功效。

郄门穴： 穴位位于在前臂手掌正中，腕横纹上 5 寸。

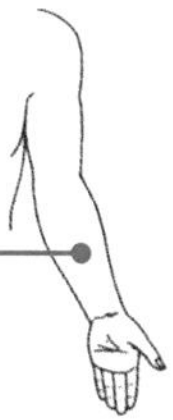

穴位穴性 属于心包经，五行属火。

穴位功效 该穴有宁心理气、宽胸止血的功效。

情绪紊乱

情绪紊乱指由于过度或短暂兴奋、抑郁、焦躁等情绪引起的情绪波动及精神状态不佳。

焦虑、悲伤、羞耻、快乐等都是正常的情绪，但其中任何一种情绪如果变得极端、紊乱以至失控，并且情况持续，影响生活功能，这些紊乱情绪可能已演变为病态情绪，引发身体的各种不适，形成恶性循环。

情绪紊乱的病因不仅仅是处理压力不善、性格懦弱、思想太偏激或纯粹是心理问题，除个人性格如过分完美主义、容易紧张、执着等，以及环境因素如压力太大、失业、家庭纠纷、不愉快的经历外，患者脑部的化学传递物质，特别是血清素失去平衡也是医学文献记录的一个主要成因。

心之官则思，中医经络学认为心气虚弱、肾阳不足是情绪紊乱的主要原因，点按穴位、疏通经络的重点也在于调整心肾不交的失常状态。

指疗穴位处方： 承山穴 通里穴 支沟穴

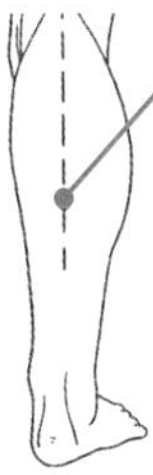

承山穴：穴位位于人体的小腿后面正中，当伸直小腿或足跟上提时，小腿肚包下出现的尖角凹陷处即是；也可用食指斜按住小腿向上推，至小腿肚腹隆起时有一折凹处，按压有酸痛感便是。

穴位穴性 属于膀胱经、五行属水。

穴位功效 该穴有运化水湿、固化脾土的功效。承山穴为身体除湿大穴，祛除湿气即可承担起人体这座“大山”。

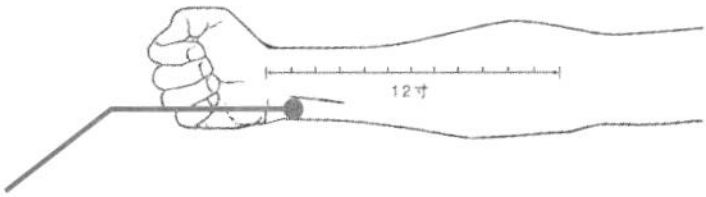

通里穴：穴位位于手小指侧，仰掌，腕横纹上1寸（一拇指横指），腕屈肌腱的大拇指侧。

穴位穴性 属于心经，五行属火。

穴位功效 该穴有清热安神、通经活络的功效。

支沟穴：穴位位于腕背正中线上，横纹上3寸。

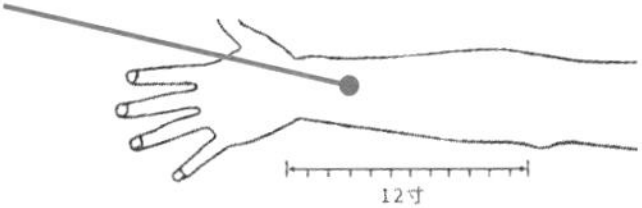

穴位穴性 属于三焦经，五行属火。

穴位功效 该穴有通调元气、运行水液的功效。

祛斑

脸上长斑不仅影响美观，也使人显得早衰。雀斑、黑斑、黄斑、日晒斑、黄褐斑、蝴蝶斑、妊娠斑、外伤性黑斑、慢性疾病斑等一直困扰着爱追求美丽容颜的女性，也是美容美体养生致力消除和改善的一大目标。

长斑的原因有新陈代谢功能减慢，黑色素无法正常排出；阳光对皮肤造成的累积性伤害；生活紧张，作息无规律；内分泌失调，增加黑色素的异常分泌等。

中医认为，皮肤与脏腑、经络、气血等有密切关系，只有脏腑功能正常，气血充盈、经脉通畅，机体、容颜才不易衰老，肌肤光洁细腻，不会产生斑点。

中医经络学认为『阳虚长斑』，祛寒除湿、温阳益气的经络穴位疗法是祛斑健美、容颜常驻的好办法。

指疗穴位处方： 承山穴 阳溪穴 阳谷穴

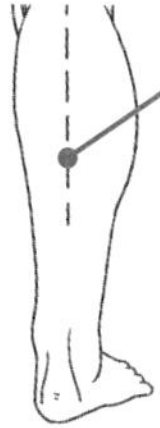

承山穴： 穴位位于人体的小腿后面正中，当伸直小腿或足跟上提时，小腿肚包下出现的尖角凹陷处即是；也可用食指斜按住小腿向上推，至小腿肚腹隆起时有一折凹处，按压有酸痛感便是。

穴位穴性 属于膀胱经、五行属水。

穴位功效 该穴有运化水湿、固化脾土的功效。承山穴为身体除湿大穴，祛除湿气即可承担起人体这座“大山”。

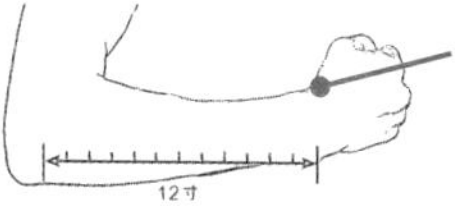

阳溪穴： 穴位位于拇指侧腕横纹两筋凹陷处。

穴位穴性 属于大肠经，五行属火。

穴位功效 该穴有清热解毒、安神定志、舒筋活络的功效。

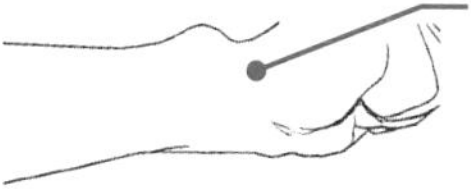

阳谷穴： 穴位位于腕背横纹小指侧端，腕横纹两骨之间的凹陷处。

穴位穴性 属于小肠经，五行属火。

穴位功效 该穴有明目安神、通经活络的功效。

祛痘

痤疮俗称青春痘，是一种毛囊皮脂腺的慢性炎症性皮肤病，主要好发于青少年，对青少年的心理和社交影响很大，但青春期后往往能自然减轻或痊愈。临床表现以好发于面部的粉刺、丘疹、脓疱、结节等多形性皮损为特点。

痤疮的发生主要与皮脂分泌过多、毛囊皮脂腺导管堵塞、细菌感染和炎症反应等因素密切相关。进入青春期后，人体内雄激素特别是睾酮的水平迅速升高，促进皮脂腺发育并产生大量皮脂。痤疮的非炎症性皮损表现为开放性和闭合性粉刺。闭合性粉刺又称白头粉刺，典型皮损是约一毫米大小的肤色丘疹，无明显毛囊开口。开放性粉刺又称黑头，表现为圆顶状丘疹伴显著扩张的毛囊开口。粉刺进一步发展会演变成各种炎症性皮损，表现为炎性丘疹、脓疱、结节和囊肿。

中医经络学认为『阴虚长痘』。青春期，身体的发育生长向峰值迈进，身体阳气充足，面部热量集中，内分泌新陈代谢加快，少部分没有及时通过身体代谢渠道排除的湿热油脂等从脸部皮肤长出，形成痘痘。

因此除湿清热是经络穴位治疗痤疮的有效方法。

指疗穴位处方： 承筋穴　内庭穴　合谷穴

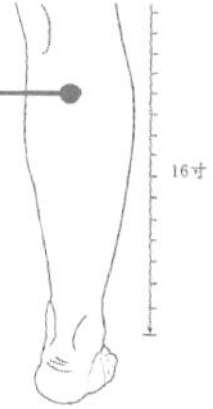

承筋穴： 穴位位于小腿后面，小腿肚包（腓肠肌肌腹中央）最高点处。

穴位穴性 属于膀胱经，五行属木。

穴位功效 该穴有舒筋活络、强健腰膝、清泄肠热的功效。

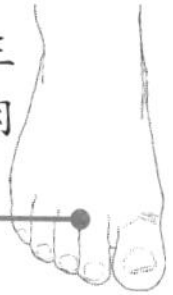

内庭穴： 穴位位于足背第二、第三趾间，趾蹼缘后方赤白肉际处。

穴位穴性 属于胃经，五行属水。

穴位功效 该穴有清降胃火、通涤腑气的功效。

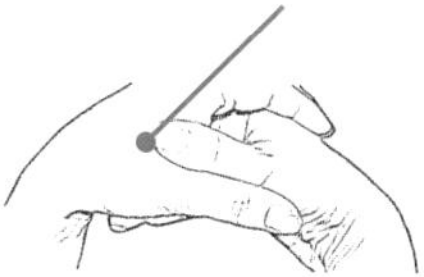

合谷穴： 穴位位于手背拇指、食指合拢肌肉最高点直下至食指掌骨处。或以一手的拇指指骨关节横纹，放在另一手拇指、食指之间的指蹼缘上，拇指尖偏向食指处。

穴位穴性 属于大肠经，五行属金。

穴位功效 该穴有镇静止痛、通经活络、清热解表的功效。

皮肤松弛

皮肤松弛的初级指数是毛孔突显，中级指数是面部轮廓变模糊，高级指数是松弛下垂。

25岁以后，人体皮肤血液循环开始变慢，皮下组织脂肪层也开始变得松弛而欠缺弹性，从而导致毛孔之间的张力减小，使得毛孔彰显。即使体重没有增加，从耳垂到下巴的面部线条也开始变得松松垮垮，不再流畅分明，侧面看尤其明显。颧骨上的皮肤不再饱满紧致，面部的最高点慢慢往下游移，开始出现鼻唇沟也叫法令纹；不胖，但不可避免地出现了双下巴。

由于人体衰老进程，胶原蛋白和弹力纤维蛋白自然减少，细胞与细胞之间的纤维随着时间而退化，令皮肤失去弹性。脂肪和肌肉是皮肤最大的支撑力，人体衰老、减肥、营养不均、缺乏锻炼等各种原因造成的皮下脂肪流失、肌肉松弛令皮肤失去支持而松弛下垂。其他如地心引力、遗传、精神紧张、受阳光照射以及吸烟也会使皮肤结构转化，使得皮肤失去弹性，造成松弛。

中医经络学中，延缓衰老，对抗皮肤松弛的法宝就是疏通人体新陈代谢通道，祛除湿邪，减少皮肤的水液滞留，从而恢复身体皮肤的紧致度。

指疗穴位处方： 承山穴 天枢穴 尺泽穴

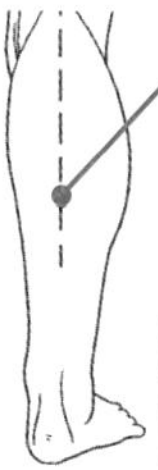

承山穴： 穴位位于人体的小腿后面正中，当伸直小腿或足跟上提时，小腿肚包下出现的尖角凹陷处即是；也可用食指斜按住小腿向上推，至小腿肚腹隆起时有一折凹处，按压有酸痛感便是。

穴位穴性 属于膀胱经，五行属水。

穴位功效 该穴有运化水湿、固化脾土的功效。承山穴为身体除湿大穴，祛除湿气即可承担起人体这座“大山”。

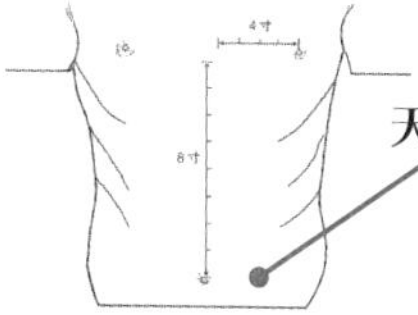

天枢穴： 穴位位于腹部脐中，肚脐眼正中线旁开2寸（三横指）。

穴位穴性 属于胃经，五行属金。

穴位功效 该穴有理气止痛、活血散瘀、清利湿热的功效。

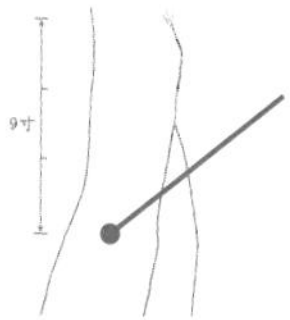

尺泽穴： 穴位位于肘横纹中，肱二头肌腱大筋拇指侧凹陷处，微屈肘取穴。

穴位穴性 属于肺经，五行属水。

穴位功效 该穴有清宣肺气、泻火降逆的功效。

消除眼袋

眼袋是指下眼睑皮肤下垂、臃肿，呈袋状，主要表现为下眼睑的皮肤松弛、堆积，眶内脂肪脱出垂挂呈袋状，外眦位置下移，下睑缘与眼球贴合不紧密，下睑缘弧度增加，下泪点外移溢泪。

眼袋可分为原发性和继发性两大类。原发性眼袋往往有家族遗传史，多见于年轻人。继发性眼袋多见于中老年人，不恰当地按摩、熬夜、年龄增长等因素，与继发性眼袋有密切关系。现代医学通过非手术治疗和手术治疗，可以有效消除眼袋。

中医经络学认为『脾虚眼袋大』，脾胃互为表里，脾虚导致肠胃的水湿不能全部排出体外，致使少量水液滞留在下眼睑，形成眼袋。经络穴位治疗的重点是除湿为主，活血祛瘀为辅。

指疗穴位处方： 太白穴 巨髎穴 水分穴

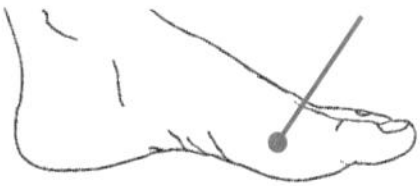

太白穴：穴位位于足内侧缘，大脚趾骨后隆起骨头后下方凹陷处。

穴位穴性 属于脾经，五行属土。

穴位功效 该穴有活化气血、升发肺阳的功效。

巨髎穴：穴位位于人体的面部，瞳孔直下、平鼻翼下缘处，鼻唇沟外侧。

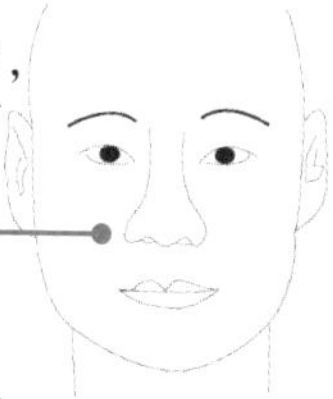

穴位穴性 属于胃经，五行属木。

穴位功效 该穴有清热熄风、明目退翳的功效。

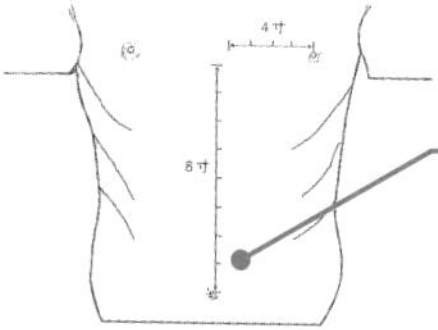

水分穴：穴位位于腹部，肚脐眼正中点上1寸。

穴位穴性 属于任脉，五行属金。

穴位功效 该穴有通调水道、理气止痛的功效。

瘦脸

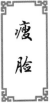

脸是一个人外貌特征最显著的标志，人的美、丑都以面部为主要标准。

面部的审美，主要是指脸部五官的比例是否协调，中国自古总结的『三庭五眼』和国际上通用的面容『黄金分割』法的1：0.618即是检验这一比例的标准。我们所通称的东方美人脸：鹅蛋脸和瓜子脸就与这两大标准十分贴近，因此这两种脸型又被称为标准脸型。一般来说，亚洲人理想脸型的长宽比应为34：21。面部紧致、五官立体、线条流畅，任何角度看上去都能感觉到美。

当代照相、视频、直播的成像特点是脸越瘦拍出来的照片越美，因此瘦脸也成了女性普遍追求的目标。

中医经络学认为瘦脸就是疏通相关经络，祛除面部多余的水分。

指疗穴位处方： 阴陵泉穴　阳谷穴　尺泽穴

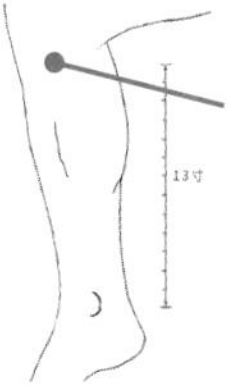

阴陵泉穴： 穴位位于小腿外侧，膝眼下腓骨头前下方凹陷处。

穴位穴性 属于胆经，五行属土。

穴位功效 该穴有活血通络、疏调经脉、舒筋解痉的功效。

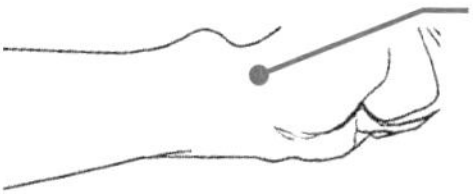

阳谷穴： 穴位位于腕背横纹小指侧端，腕横纹两骨之间的凹陷处。

穴位穴性 属于小肠经，五行属火。

穴位功效 该穴有明目安神、通经活络的功效。

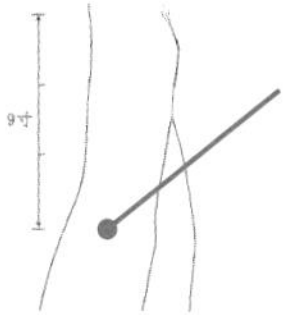

尺泽穴： 穴位位于肘横纹中，肱二头肌腱大筋拇指侧凹陷处，微屈肘取穴。

穴位穴性 属于肺经，五行属水。

穴位功效 该穴有清宣肺气、泻火降逆的功效。

瘦身

肥胖症是常见的代谢症群。当人体进食热量多于消耗热量时，多余热量以脂肪形式储存于体内，其量超过正常生理需要量，且达一定值时遂演变为肥胖症。无明显病因者称单纯性肥胖症，有明确病因者称为继发性肥胖症。

瘦身就是减肥。现代减肥是指依据某种科学方法，多指最佳科学节食，达到健康地减少体重的目的。其大致分为两类：一、科学饮食减肥法，通过科学控制日常饮食达到减肥目的；二、生理期减肥法，依据身体的机能状况并配合饮食，以达到减重的目的。

导致肥胖的原因有很多，例如：吃消夜、喜吃油腻、吃饭的速度很快、喜吃甜食、油炸食品、可乐饮料、很少运动、熬夜、饮食结构中面食和肉食较多而蔬菜水果很少等。

瘦身减肥不是短期快速节食以及高强度运动就能成功的，最主要的是要改变自身的生活状况，均衡饮食、工作、休息。

中医经络学瘦身减肥的主要方法是提高体温、代谢脂肪，疏通经络代谢水湿和废弃物，先恢复五脏六腑的正常功能，再调节四肢身体的异常形状。

指疗穴位处方： 承山穴 水道穴 尺泽穴

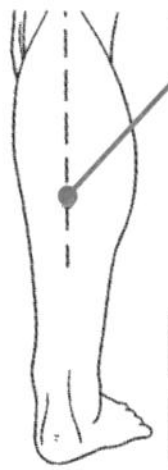

承山穴： 穴位位于人体的小腿后面正中，当伸直小腿或足跟上提时，小腿肚包下出现的尖角凹陷处即是；也可用食指斜按住小腿向上推，至小腿肚腹隆起时有一折凹处，按压有酸痛感便是。

穴位穴性 属于膀胱经，五行属水。

穴位功效 该穴有运化水湿、固化脾土的功效。承山穴为身体除湿大穴，祛除湿气即可承担起人体这座“大山”。

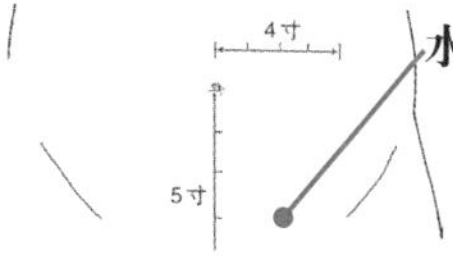

水道穴： 穴位位于下腹部，脐中（肚脐眼）下3寸（四横指），距前正中线两旁各2寸（三横指）。

穴位穴性 属于胃经，五行属木。

穴位功效 该穴有理气止痛、活血散瘀、清利湿热的功效。

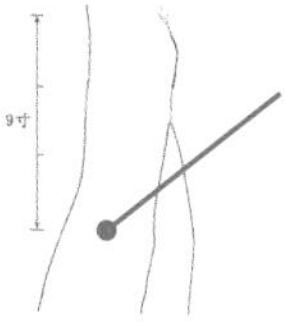

尺泽穴： 穴位位于肘横纹中，肱二头肌腱大筋拇指侧凹陷处，微屈肘取穴。

穴位穴性 属于肺经，五行属水。

穴位功效 该穴有清宣肺气、泻火降逆的功效。

更年期综合征

更年期综合征指妇女绝经前后出现性激素波动或减少所致的一系列以自主神经系统功能紊乱为主，伴有神经心理症状的症候群。

更年期综合征多发生于45～55岁，大多数妇女可出现轻重不等的症状，最典型的症状是潮热、潮红。潮热起自前胸，涌向头颈部，然后波及全身，少数妇女仅局限在头、颈和乳房。在潮红的区域患者感到灼热，皮肤发红，紧接着爆发性出汗，持续数秒至数分钟不等。可历时1年、5年或更长。更年期的生理反应是出现月经周期延长，经量减少，最后绝经；月经周期不规则，经期延长，经量增多，甚至大出血或出血淋漓不断，然后逐渐减少而停止；月经突然停止的情况比较少见。

中医经络学中用穴位缓解、改善更年期综合征状况的主要方法是下焦祛寒除湿，上焦疏风散热，中焦健脾和胃。

指疗穴位处方： 承山穴 太冲穴 照海穴

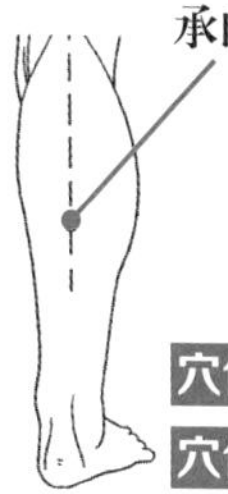

承山穴： 穴位位于人体的小腿后面正中，当伸直小腿或足跟上提时，小腿肚包下出现的尖角凹陷处即是；也可用食指斜按住小腿向上推，至小腿肚腹隆起时有一折凹处，按压有酸痛感便是。

穴位穴性 属于膀胱经，五行属水。

穴位功效 该穴有运化水湿、固化脾土的功效。承山穴为身体除湿大穴，祛除湿气即可承担起人体这座“大山”。

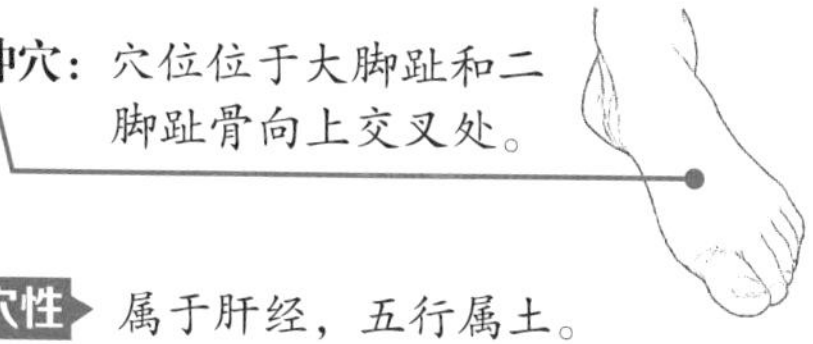

太冲穴： 穴位位于大脚趾和二脚趾骨向上交叉处。

穴位穴性 属于肝经，五行属土。

穴位功效 该穴有平肝熄风、清热利湿、通络止痛的功效。

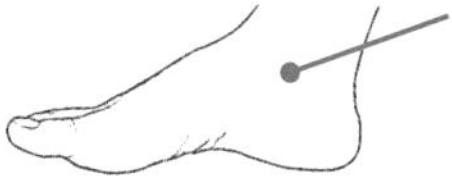

照海穴： 穴位位于人体的足内侧，内踝尖下方凹陷处。

穴位穴性 属于肾经，五行属土。

穴位功效 该穴有吸热生气、滋阴补肾的功效。

手指医院问诊表

日　期：＿＿＿＿　性　别：＿＿＿＿

居住地：＿＿＿＿　年　龄：＿＿＿＿

病史主诉：

脉搏（次 / 分钟）：

脉搏力度（有力 / 无力）：

饮食（饮水 / 食量）：

睡眠：

舌苔（照片）：

小便颜色：

大便干稀：　既往治疗：

寒热：　过敏史：

出汗：　遗传病史：

手脚冷热：　补充情况：

妇女乐指疗配方

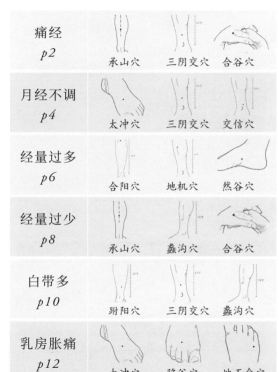

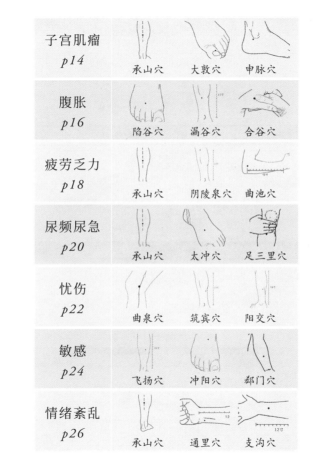

症状	穴位			
痛经 p2	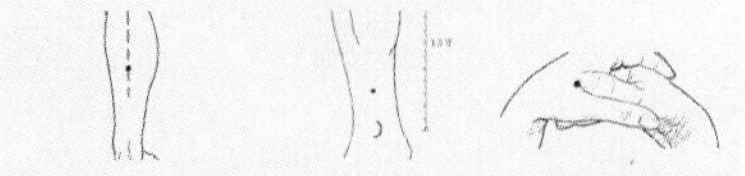	承山穴	三阴交穴	合谷穴
月经不调 p4	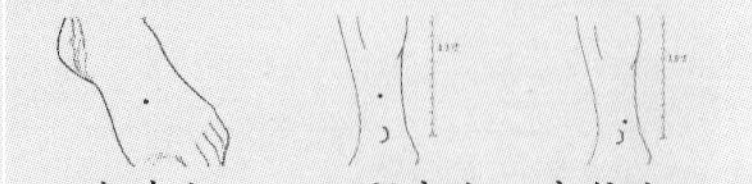	太冲穴	三阴交穴	交信穴
经量过多 p6	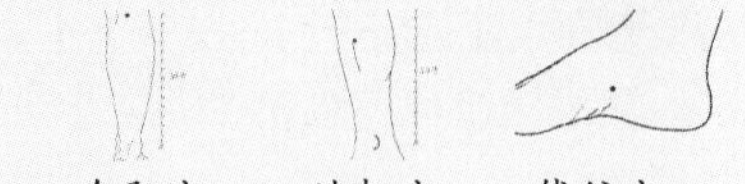	合阳穴	地机穴	然谷穴
经量过少 p8	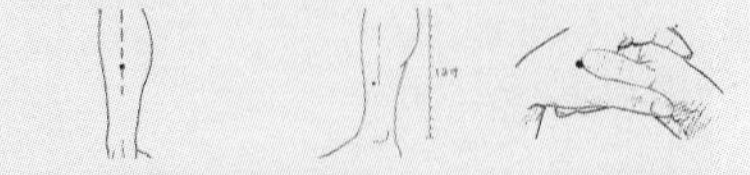	承山穴	蠡沟穴	合谷穴
白带多 p10	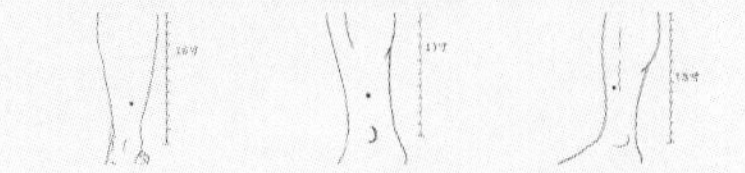	跗阳穴	三阴交穴	蠡沟穴
乳房胀痛 p12		太冲穴	陷谷穴	地五会穴
子宫肌瘤 p14		承山穴	大敦穴	申脉穴
腹胀 p16	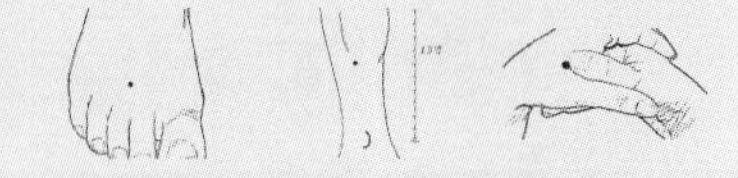	陷谷穴	漏谷穴	合谷穴
疲劳乏力 p18		承山穴	阴陵泉穴	曲池穴
尿频尿急 p20	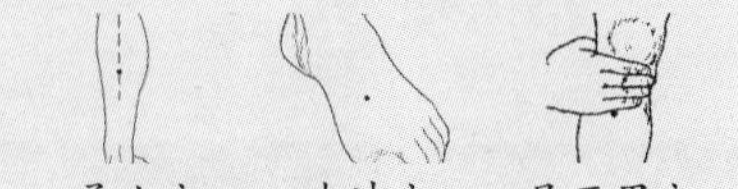	承山穴	太冲穴	足三里穴
忧伤 p22		曲泉穴	筑宾穴	阳交穴
敏感 p24		飞扬穴	冲阳穴	郄门穴
情绪紊乱 p26	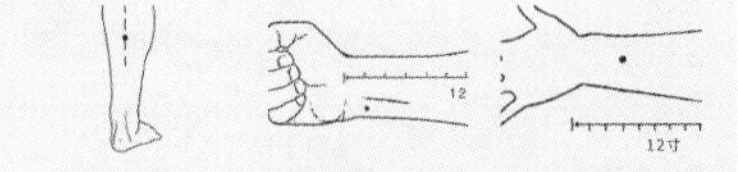	承山穴	通里穴	支沟穴
祛斑 p28	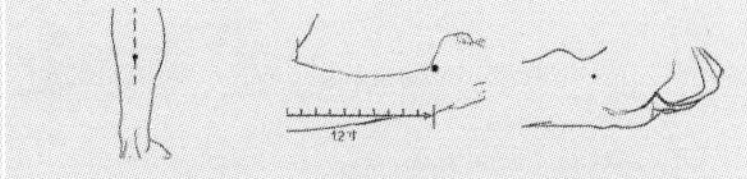	承山穴	阳溪穴	阳谷穴
祛痘 p30	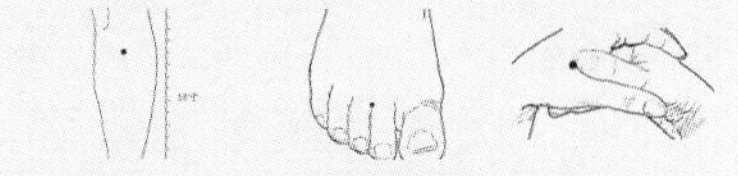	承筋穴	内庭穴	合谷穴
皮肤松弛 p32	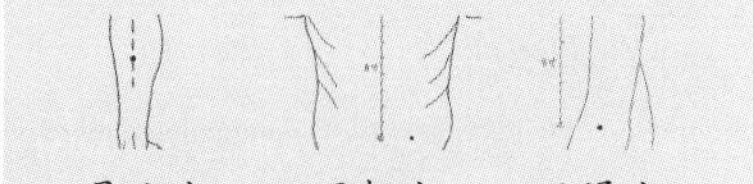	承山穴	天枢穴	尺泽穴
消除眼袋 p34	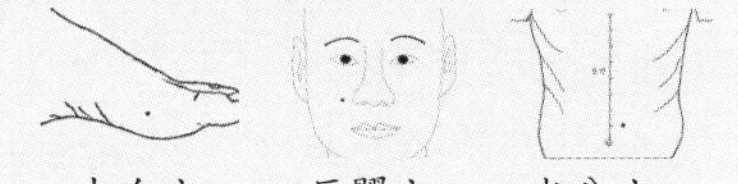	太白穴	巨髎穴	水分穴
瘦脸 p36	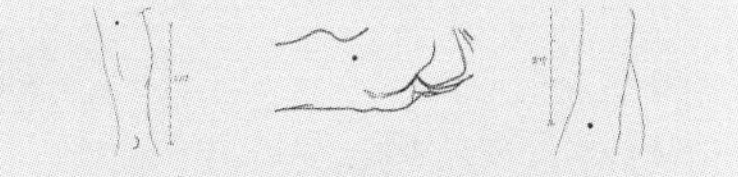	阴陵泉穴	阳谷穴	尺泽穴
瘦身 p38	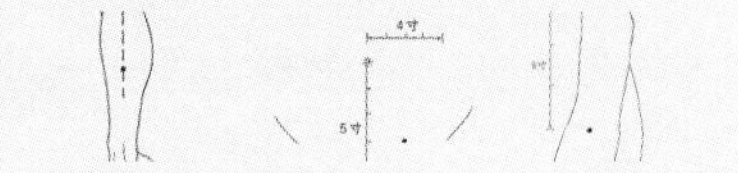	承山穴	水道穴	尺泽穴
更年期综合征 p40	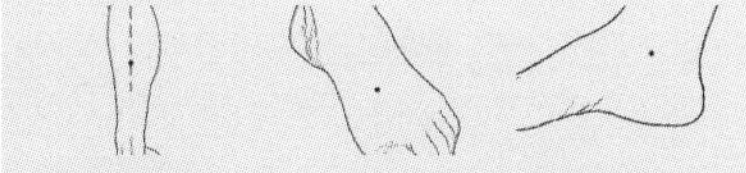	承山穴	太冲穴	照海穴

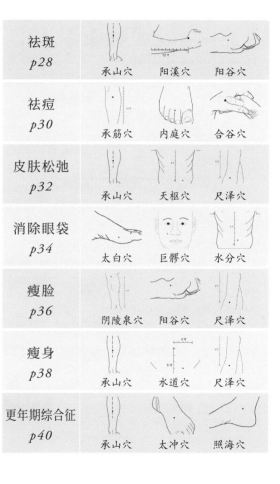

点穴方法及注意事项

穴位在左右两边对称位置，须按穴位处方顺序点穴。

可下载“经络穴位图解”APP或在网络上搜索查找穴位，按压有酸麻胀痛感的点便是。

点穴时间最好为21:00~23:00。

点穴可以用手指食指、中指、拇指或指骨节，也可以用点穴棒甚至筷子。点准穴位至可以承受的酸痛感保持力度按揉，左右两边各按揉72/108下。

洗漱完毕10分钟后可以点穴，先饮用300毫升以上温开水，温开水是代谢身体湿气和毒素的载体，非常重要。

点穴后忌冷风、冷水、冷饮、冷食。

平时尽量少吹风，少吃少喝冷的、冰的东西；忌食薄荷、苦瓜、苦菜、鱼腥草（折耳根）、板蓝根、刺五加等寒凉蔬果食物和清热解毒药物。

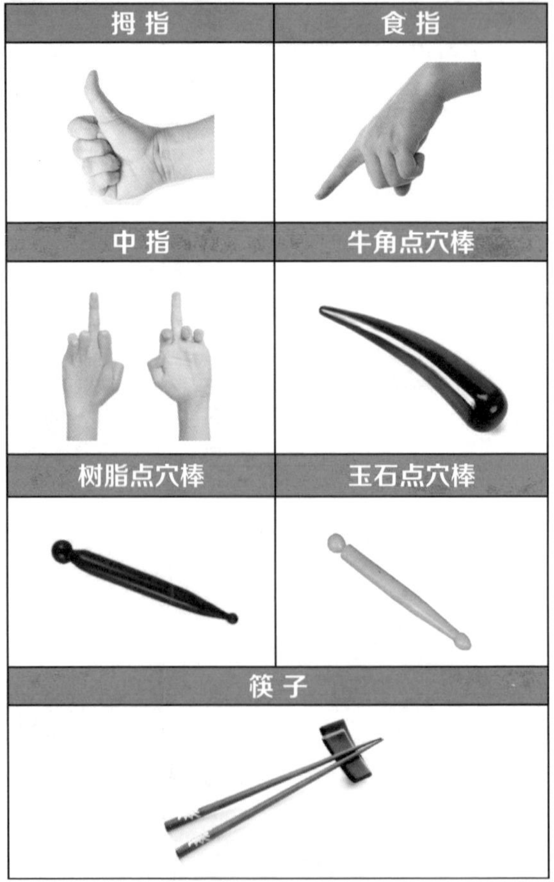

同身寸定位法

“同身寸”，针灸取穴比量法，出自《千金要方》，是指以患者本人体表的某些部位折定分寸，作为量取穴位的长度单位。

中指同身寸：是把患者的中指中节屈曲时手指内侧两端横纹头之间的距离看作1寸，可用于四肢部取穴的直寸和背部取穴的横寸。

拇指同身寸：是以患者拇指指关节的宽度作为1寸，主要适用于四肢部的直寸取穴。

横指同身寸：也叫“一夫指法”，是让患者将食指、中指、无名指和小指这四指并拢，以中指中节横纹处为准，四指横量作为3寸，食指与中指并拢为1.5寸。

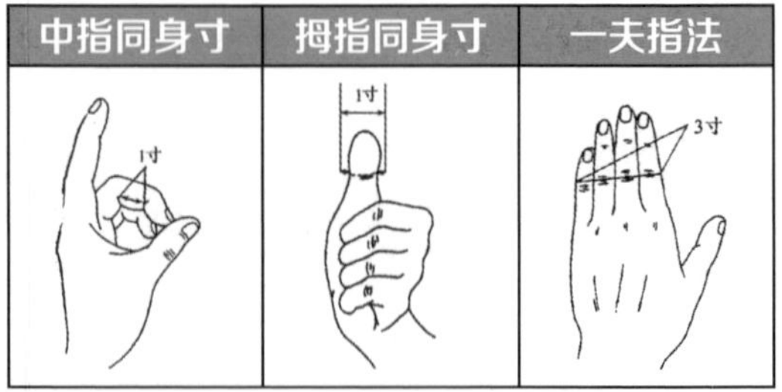